DES

MUTILATIONS GÉNITALES

AU POINT DE VUE

ANTHROPOLOGIQUE ET PSYCHOLOGIQUE

PAR

Le Dr Henry MORAU

Préparateur à la Faculté de Médecine de Paris

PARIS

A. MALOINE, ÉDTIEUR

PLACE DE L'ÉCOLE DE MÉDECINE

1896

DES

MUTILATIONS GÉNITALES

AU POINT DE VUE

ANTHROPOLOGIQUE & PSYCHOLOGIQUE

PAR

Le Docteur Henry MORAU

Préparateur à la Faculté de Médecine de Paris

Aussi haut que nous puissions remonter dans l'histoire de la Sociologie, nous constatons, avec tous les anthropologistes et les archéologues les plus autorisés, que les premières notions d'une puissance abstraite, ont été dévolues aux forces vives de la nature. Aux époques préhistoriques, le *feu* a été par son utilité même certainement considéré comme une manifestation d'une puissance suprême, sinon, ainsi qu'en font foi les monuments d'un âge ultérieur, comme cette puissance elle-même. Nous savons, en effet, d'après les récits des voyageurs, sans parler des Grecs et des Romains que, même à l'heure actuelle, certaines peuplades Africaines ou Australiennes, conservent encore pur et intact ce culte du feu sacré.

Plus tard, avec les progrès de l'humanité, le culte primitif s'est étendu aux divers éléments cosmiques. Nos ancêtres ont successivement adoré et honoré le vent, l'eau, le soleil, la lune, etc.

Puis peu à peu, les besoins matériels devenant moins pressants, l'état psychique de nos aïeux a pu se donner un plus libre essor, leur a permis avec le développement progressif de leurs circonvolutions cérébrales d'analyser de plus près les forces vives naturelles qu'ils considéraient jusqu'alors comme les manifestations ou la réalisation d'une force suprême, et leur donner jusqu'à un certain point leur juste valeur. Néanmoins cette évolution ne pouvait s'opérer que lentement et nous en avons la preuve dans l'histoire romaine lorsque nous lisons ce qui a trait au culte du foyer ou du feu sacré entretenu par les vestales.

Mais, à ce propos, intervient le point spécial qui doit nous occuper au point de vue médical ; à savoir les mutilations physiques ou psychiques génitales. En effet, nous savons tous que chez les peuples aussi primitifs que nous les prenions, une des formes de la caractéristique biologique qui avait permis à Geoffroy Saint-Hilaire de définir l'homme dans la série animale « *animal pium* » est justement une manifestation, sous forme de sacrifice ou d'offrande à l'être suprême, des organes mêmes de la génération. Nous verrons, dans le cours de cette étude, comment, par suite d'une sorte de sélection ou d'épuration psychologique, le sacrifice brutal de l'organe générateur a été remplacé dans certaines sectes, par le sacrifice plus idéal, mais non moins réel, du même organe et cela à des époques anthropologiques que nous pourrions considérer comme contemporaines.

Nous connaissons tous, tant en Europe qu'à l'Etranger, la série de monuments mégalithiques dont la forme évoque sans conteste, celle des organes de la reproduction. Dans une communication à la Société d'Anthropologie, un voyageur et un observateur éminent, Monsieur Claisne, montrait des photographies, prises par lui au Mexique, de monuments mégalithiques représentant très exactement d'immenses phallus monolithiques. Il en déduisait même que l'idée de ce culte phallique avait pris son origine au Mexique.

Or, en remontant un peu plus haut dans l'histoire de l'humanité, il faut forcément lire les livres Indiens, les *Vedas*. Dans l'un des livres de cet admirable ensemble qui forme les Vedas, le *Linga-Pourana*, nous trouvons très explicitement exposée la création même du culte phallique ou mieux, pour parler le langage indien, du *lingam-yoni* dans une légende se rapportant à Siva.

Dans cette occurrence nous invoquons l'autorité des Vedas, car nul n'ignore aujourd'hui que ces livres représentent la forme écrite de la plus ancienne des manifestations religieuses anthropologiques.

Tous les livres sacrés orientaux leur sont postérieurs, y compris la première manifestation de la religiosité humaine, le *Rig-Veda* qui remonte à l'âge d'adoration spontanée, où la religion n'était que le produit du sol, sans altération, sans mélange de subtilités métaphysiques, sacerdotales ou politiques. Les premiers livres de Vedas, le *Rig-Veda* entre autres, ne sont autre chose que l'histoire poétique de la nature chantée par les *Aria*, peuple essentiellement pastorien, aux mœurs patriarcales qui, des rives de l'Indus, s'étaient étendus jusqu'à celles du Gange.

Dans les livres suivants des Vedas, le *Yadjour-Veda*, l'évolution anthropologique et psychique s'accentue encore. On voit alors se faire jour les premières opinions philosophiques et religieuses de l'Inde parmi lesquelles prédomine déjà tout le système de la métempsychose.

Voilà donc ce que sont les *Vedas* : mais d'où viennent-ils, et à quelle époque remontent-ils ? Avec les auteurs les plus autorisés nous n'hésitons pas à dire, qu'après les monuments graphiques calcaires, ils doivent être considérés comme les premiers monuments écrits de la religiosité humaine. En effet, avec des autorités comme celle de l'abbé Dubois, Garcin de Tassy, Lamairesse, etc., etc., les Vedas remonteraient comme âge au IIIe siècle avant l'ère chrétienne. Nous savons, d'autre part, qu'avec d'autres auteurs, cette affirmation serait controversée et que les Vedas n'auraient vu le jour qu'au Ve siècle avant l'ère chrétienne. Mais dans la question qui nous occupe qu'importe, au point de vue anthropologique, un intervalle de deux siècles. Ce qui doit fixer notre attention, c'est de retrouver dans la série des Vedas l'indication claire et précise d'un culte ayant pour objet l'organe générateur. Ce point établi, et nous espérons le faire, nous montrerons l'évolution de ce culte primitif jusqu'à nos jours.

Dans le *Linga-Pourana*, livre des Vedas contemporain de l'*Athanarva-Veda*, lui-même postérieur au *Sama-Veda* et au l'*Yadjour-Veda* nous trouvons exposée tout au long, d'une façon claire et précise la conjonction mystérieuse du *lingam* (le phallus des Romains) et de l'*Yoni* (le pudendum muliebre). J'en donnerai la preuve en citant tout au long la traduction de l'abbé Dubois, que j'ai pu vérifier à mon tour, et qui est elle-même donnée dans un des ouvrages de Lamairesse.

C'est l'institution même du culte phaltique. « Brahma, Vichnou et « le saint Vachichta, accompagnés d'un nombreux cortège de péni- « tents, allèrent un jour au Kaïlassa, paradis de Siva, pour rendre « visite à ce dieu. Ils le surprirent usant avec sa femme des préroga- « tives du mariage. Sans être déconcerté par la présence de person- « nages aussi éminents, il ne témoigna aucune honte de paraître en « cet état à leurs regards, et continua de se livrer à la fougue de ses « sens. Ce dieu effronté avait, à la vérité, la tête fortement échauffée « par les liqueurs enivrantes qu'il avait bues ; et sa raison égarée « par la passion et l'ivresse, ne lui permettait plus d'apprécier l'in- « décence de sa conduite. »

« A cette vue, quelques-uns des Dieux et surtout Vichnou, se prirent « à rire ; cependant, la plupart, outrés d'indignation et de colère, « chargèrent le cynique Siva d'injures et de malédictions.

« Non, lui dirent-ils, tu n'es qu'un démon ; tu es pire qu'un démon ! « tu en portes la figure et tu en as toute la malice ! L'amitié que nous « avions pour toi nous avait conduits ici pour te faire une visite, et « tu ne rougis pas de nous rendre spectateurs de ta brutale sensua- « lité ! Maudit sois-tu ! Qu'aucune personne vertueuse n'ait désor- « mais de liaisons avec toi ! Que tous ceux qui te fréquentent soient « regardés comme des insensés et bannis de la Société des honnêtes « gens !

« Après avoir prononcé ces anathèmes, les dieux et les pénitents « se retirent, tout couverts de confusion.

« Cependant Siva, reprenant un peu l'usage de son jugement, de« manda à ses gardes quelles personnes étaient venues le visiter. Ils « ne lui laissèrent rien ignorer de ce qui avait eu lieu, et lui retracè« rent l'indignation que ses illustres amis avaient fait éclater avant « leur départ......... « Le récit de ses gardes fut un coup de foudre « pour Siva et pour Dourga, sa femme; ils en moururent l'un et l'au« tre de douleur, dans la posture même où ils avaient été surpris « par les dieux et les pénitents.

« Siva voulut que cette action qui, en le couvrant de honte, avait « occasionné sa mort, fût célébrée parmi les hommes.

« La honte, a-t-il, dit, m'a fait mourir; mais aussi elle m'a donné « une nouvelle vie et une nouvelle forme qui est celle du Lingam.

« Vous, démons, mes sujets, regardez-le comme un autre moi« même! Oui, le Lingam, c'est moi et je veux que désormais les « hommes lui offrent leurs sacrifices et leurs adorations. Ceux qui « m'honoreront sous cette forme du Lingam obtiendront infaillible« ment l'objet de leurs vœux et une place dans le Kaïlassa.

« Je suis l'être suprême, mon Lingam l'est aussi; lui rendre les « honneurs dus à la Divinité est un acte du plus grand mérite.

.... « Ceux qui en feront l'usage avec de la terre ou de la fiente « de vache, et sous cette forme, lui offriront le *poudja* (1) en seront « récompensés; *ceux qui le feront en pierre* mériteront sept fois plus « et ne verront jamais le roi des enfers. »

Voilà donc un texte bien explicite et qui, en raison même de son âge, me semble démontrer que la première manifestation d'un culte sexuel a pris jour dans l'Inde et que les traces qu'on en peut retrouver au Mexique lui sont bien postérieures. Pour expliquer le contraire, en effet, il faudrait, je crois, recourir à deux hypothèses dont l'une est possible et peut-être même probable et dont l'autre renverserait toutes les notions acquises jusqu'à ce jour sur la matière.

D'après cette dernière, à savoir le culte mexicain antérieur au culte indien, il faudrait admettre que ce dernier n'est qu'un produit d'importation : ce qui diminuerait considérablement la gloire de Christophe Colomb d'une part, et ferait mentir, d'autre part, l'a-

---

(1) Le poudja est un sacrifice qui fait partie de presque toutes les cérémonies publiques. Il y en a trois sortes : le petit, le moyen, le grand. Les deux premiers consistent en offrandes de santal en poudre, de fleurs ou d'un breuvage formé d'un mélange de lait, de sucre et de miel. Le grand poudja est précédé de préliminaires consistant surtout en évocations, en ablutions, etc. Le poudja offert aux divinités malfaisantes consiste surtout en sacrifices sanglants.

dage « *lux ex oriente* ». Nous ne possédons d'ailleurs aucun vestige, que je sache, de cette communication préhistorique entre les deux mondes.

Dans l'autre hypothèse, il faudrait admettre la spontanéité dans les cultes et les manifestations religieuses: j'avouerai que, pour ma part, je ne serais pas très éloigné de cette manière de voir.

En effet, chez les populations primitives, il est évident qu'après les premiers stades de pure bestialité, alors que l'homme ne devait avoir d'autres occupations que de se défendre contre les autres êtres de la création, chercher son gîte et sa subsistance, il est arrivé un moment, où ces mêmes hommes ayant acquis la suprématie désirée, ont pu donner un libre essor à leur instinct de religiosité.

Or, après l'adoration et le culte des forces vives de la nature, est-il un phénomène qui ait pu intriguer leur sagacité à un plus haut degré que celui de la génération ? Le rapprochement instinctif de deux êtres de sexes différents, donnant naissance à un nouvel être, n'est-ce pas là un des phénomènes qui a excité la curiosité et la sagacité des intelligences de tous les âges ? N'oublions pas qu'il n'y a pas bien longtemps que nous possédons la clef de ce mystère. Aussi, devons-nous comprendre plus facilement comment nos premiers ancêtres aient pu en être si vivement frappés qu'ils en ont fait l'objet de leur culte.

Cette hypothèse vaut ce que valent les hypothèses ; elle est possible, sinon probable. Admettons-la pour un instant, car nous montrerons bientôt que cette idée sort du domaine de l'hypothèse et qu'elle est basée sur des faits palpables et tangibles.

Mais ici la question se complique: En effet, si l'idée primitive d'une religiosité quelconque a eu pour effigie les forces vives de la nature d'abord, puis l'appareil de la reproduction ensuite ; il ne faut pas oublier qu'à l'idée de raffinement ou d'épurement psychique s'adjoignait bientôt l'idée de raffinement physique, en d'autres termes que si à l'effigie grossière on substituait un symbole plus idéal, ce dernier n'était qu'un prétexte déguisé à l'application de principes hygiéniques ou de manœuvres voluptueuses.

C'est ainsi que nous pouvons nous expliquer la série considérable des mutilations sexuelles constatées chez tous les peuples à des époques très éloignées les unes des autres. Dans toutes ces mutilations l'idée religieuse domine toujours, bien que dans la plupart des cas elle ne serve que de masque à des pratiques lubriques.

C'est ainsi que dans certaines régions de l'Afrique, les marabouts et derviches musulmans portent au prépuce des anneaux métalliques ou d'autres appendices qui sont religieusement baisés par les femmes dévotes de l'endroit. Certaines peuplades d'Océanie considéraient à l'époque comme une souveraine inconvenance de montrer leur gland découvert. Aussi ces Maoris pieux avaient-ils soin

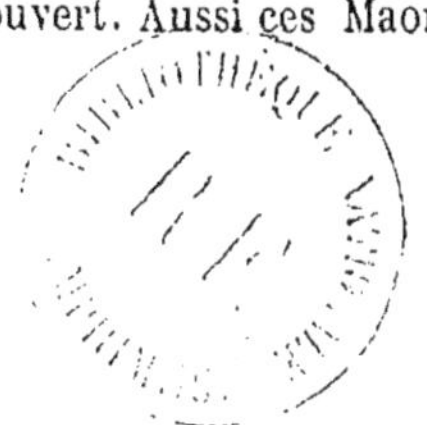

de lier leur prépuce par un fil passé au travers de l'extrémité libre.

Puis, à côté de ces mutilations d'ordre purement lubrique, en viennent d'autres qui ont dû avoir pour idée première une raison d'hygiène, notion s'adaptant à l'idée religieuse de sacrifice ou d'offrande. Nous voulons parler de la circoncision, telle que la formule la loi de Moïse.

Une question de priorité se pose encore à ce sujet. Si l'on croit Welcker, cité par Mantegazza, les Hébreux auraient appris l'usage de la circoncision des Egyptiens eux-mêmes. En effet, cet auteur ayant eu l'occasion d'examiner le phallus d'une momie Egyptienne du seizième siècle avant Jésus-Christ, aurait trouvé qu'elle avait été circoncise. Quoi qu'il en soit, la circoncision hébraïque ou musulmane fait partie intégrante du culte religieux ; elle en constitue un point essentiel. Faut-il voir dans cette coutume, ainsi que le voudrait Mantegazza, un signe imprimant au corps une marque distinctive, consacrant une nationalité et empêchant le mélange des races ? Nous ne le pensons pas, puisque l'on retrouve la circoncision en usage dans les nations les plus opposées et, que d'autre part, elle n'a pas eu une influence bien grande sur le mélange des races.

Au contraire, présentée par le législateur religieux comme une offrande, un sacrifice à la divinité, elle a pu masquer le but véritablement hygiénique qu'il se proposait alors. Pour bien saisir ce fait, il faut se reporter par la pensée à l'époque de Moïse, voir la peste et les différentes infections vénériennes en pleine évolution ; on comprendra alors que s'il y a mutilation cruelle, elle a été imposée au législateur en vue d'éviter ces infections. Nous n'ignorons pas en effet que les circoncis sont moins prédisposés à la masturbation et aux affections vénériennes.

Si dans le judaïsme et l'islamisme la circoncision n'a revêtu le caractère religieux que pour masquer le but hygiénique, nous retrouvons cette coutume, avec son caractère purement religieux, dans des régions ou l'islamisme n'a pas pénétré, dans certaines peuplades d'Afrique, par exemple, ou d'Australie.

Le jeune Cafre est circoncis de quinze à dix-huit ans. Cette cérémonie donne lieu à des fêtes et à des danses auxquelles prennent part les femmes et les enfants.

Les Fantis de l'Afrique se circoncisent vers le même âge et la cérémonie se fait toujours dans un lieu sacré. Les Abyssiniens circoncisent leurs fils huit jours après leur naissance et les baptisent quarante jours après, mêlant ainsi une cérémonie judaïque à une cérémonie chrétienne. Dans d'autres tribus Africaines la circoncision s'étend même aux deux sexes. Chez les Mandingos et chez les Bambaros elle se fait à quatorze ans pour les garçons et à douze ans pour les filles. Chez ces dernières l'opération consiste uniquement dans la section d'une partie des petites lèvres.

La circoncision était très pratiquée en Polynésie. A Taïti, l'opération se faisait à la fin de l'adolescence et elle était toujours confiée à un prêtre. Cet usage contraste singulièrement avec celui des Maoris et des habitants des autres îles de la Polynésie qui s'attachent le prépuce en avant du gland. Dans la Polynésie la circoncision est considérée comme une véritable consécration à la divinité de l'organe fécondant.

Les nègres de Loango se circoncisent également. Sans cette précaution, ils seraient méprisés et repoussés des femmes.

La circoncision, qu'elle ait un but hygiénique ou religieux, n'en reste pas moins une mutilation sexuelle de peu d'importance au point de vue physiologique. Il n'en est plus de même des autres mutilations génitales qui nous restent à étudier et dans lesquelles le sacrifice est poussé plus loin, puisqu'avec l'organe on supprime la fonction. Nous voulons parler de la castration. Dans ce cas encore les mobiles déterminants de cette horrible mutilation ont été tout d'abord l'idée de sacrifice religieux, le désir pour l'homme de s'élever au-dessus des faiblesses humaines et d'arriver à la pureté absolue. Un passage d'Isaïe (chap. LVI, V. 36) nous apprend qu'il y avait des châtrés du temps même des Hébreux. Les livres saints ne manquent pas de passages dans lesquels on trouve jusqu'à un certain point la justification de la castration. Il nous suffit de lire saint Mathieu (X. V. 12.5 ; — V. 28.30 ; — XVIII V. 8.9) ; saint Marc (IX. V. 43-47.) ; saint Luc (XXIII, V. 29.) etc., etc. Qui ne connaît le cas d'Origène qui, trouvant la chasteté imposée trop difficile, n'hésite pas à extirper la cause du mal en amputant lui-même les organes qui le conduisaient au péché ? En 250 E. C., l'arabe Valerius se déclare son disciple et fonde une secte religieuse dans laquelle la castration est le principe fondamental. Ce sont les Valériens qui, longtemps persécutés par les empereurs Constantin et Justinien, se dispersent pour se retrouver bientôt, transformés et rénovés dans les Skopsis russes modernes.

C'est en 1089 que la princesse Anna Wassewolodowna amena de Grèce en Russie, Giovani, surnommé dans les chroniques *nawjé* (*cadavre*). Il devint métropolitain de Kiew en même temps qu'un nommé Jefren et tous deux, rénovant la secte des Valériens, se châtrèrent pour ne pas faillir à la chasteté imposée.

Ce furent les premiers châtrés qui apparurent dans l'histoire de la Russie ; ils restèrent isolés et n'appartinrent à aucune secte spéciale.

Ce n'est que dans les premières années du siècle dernier que l'idée du sacrifice religieux arrive en Russie à se manifester nettement et donne naissance à une secte de châtrés qui peuvent reconnaître pour pères spirituels les premiers Valériens. En 1715, en effet, on arrête des châtrés du cercle de Uglitsch (gouvernement de Jarosslaw). En 1717, à Moscou même, Procope Lupkin est arrêté avec vingt disciples des deux sexes. Enfin, en 1733, à Moscou encore, on découvre une confrérie de soixante-dix-huit personnes des deux sexes dont les uns sont châtrés et dont les autres se meurtrissent ou se mutilent les organes génitaux de la plus atroce façon. Il est vrai de dire que dans leurs prières ou leurs danses nocturnes ces fanatiques arrivaient souvent à un résultat bien opposé à celui recherché, puisqu'on put constater de nombreuses grossesses chez les femmes incarcérées. Sous l'impulsion du fanatisme religieux, la cruauté et l'ascétisme se mêlaient également et conduisaient ces malheureux, véritables hystériques, aux orgies lubriques ou criminelles les plus atroces. On cite, en effet, que dans une de ces fêtes religieuses une enfant fut, après souillure, égorgée et son sang bu par les assistants.

Jusqu'alors ce ne sont que des tentatives religieuses où la luxure se confond avec la religion, où le sacrifice s'allie à la folie.

Il faut arriver aux règnes de Catherine II et d'Alexandre Ier pour voir la secte religieuse définitivement établie, malgré les persécutions dont elle est justement l'objet. La castration affirme, à cette époque, l'individualité même de la secte. Les Skopsis existent et lutteront pour l'idée religieuse. (Stein. *Zeitschr. für Ethnol.* Berlin, 1895.) Sans vouloir entrer dans le détail fort long des multiples mutilations auxquelles se soumettent les Skopsis pour arriver à la perfection absolue, il nous suffira de citer, en empruntant cette nomenclature à Mantegazza, les cérémonies du *premier cachet*, *petit cachet*, *premier blanchissage*, *première purification*, *monture de cheval tacheté*, dans lesquelles l'abrasion testiculaire seule est pratiquée. Mais dans le *baptême complet*, *second cachet* ou *cachet impérial*, *second blanchissage*, *seconde purification*, *monture de cheval blanc*, on arrive à l'émasculation totale.

Pour bizarres et barbares que soient ces mutilations génitales, nous verrons avec Mantegezza, que l'idée déterminante à été une idée religieuse, semblable à celle d'autres religions et dans laquelle s'unissent à la fois la cruauté, le mysticisme et l'adoration de l'inconnu.

Pour les Skopsis, en effet, le péché originel n'est pas d'avoir goûté au fruit de l'arbre de la science du bien et du mal, mais dans l'union charnelle d'Adam et d'Eve. Pour se racheter du péché, le Christ a été *chaste*, il a prêché la chasteté (ce qui n'est pas d'accord avec l'écriture : Allez, croissez et multipliez). Ses disciples doivent donc rester chastes et pour cela se châtrer. Les Skopsis ne croient pas d'ailleurs à la résurrection des corps et aux peines de l'enfer. Le monde est éternel, il est en perpétuelle évolution et lorsqu'il sera uniquement habité par des Skopsis il deviendra un paradis de béatitude éternelle. Ils ne croient à aucun des dogmes de l'église orthodoxe ; leur baptême est la castration ; leur communion consiste à écouter les prophéties.

Avec ces principes appliqués à la lettre nous nous faisons une idée facile de l'aspect des Skopsis et de leur état psychologique. Mantegazza nous dit qu'ils offrent l'aspect des eunuques en général, qu'ils sont pâles, gras et présentent les marques invétérées de l'infantilisme. La beauté des femmes est rapidement altérée. Au point de vue psychique, de Stein nous dit qu'ils sont égoïstes, astucieux, hypocrites et possèdent, développée à un haut degré, la soif de l'argent. Leur infantilisme cérébral se reconnaît à la passion qu'ils ont pour les diminutifs. Entre eux ils ne s'appellent jamais des Skopsis, mais les *purs*, les *colombes blanches*, les *justes*, les *vrais petits enfants de Dieu*, les *blanchis*.

Au point de vue de la Sociologie, comment admettre le développement extraordinaire de cette secte étrange, telle qu'elle compte des centaines et des milliers d'hommes et de femmes. L'explication en sera aisée, et, nous l'empruntons à Mantegazza, car nous la croyons juste et fondée. La principale, nous pourrions dire l'unique force des Skopsis réside dans leurs immenses richesses. Ils savent l'employer avec astuce et ténacité pour attirer dans leur confrérie d'abord les faibles d'esprit, puis, par des séductions savantes, les pauvres de bourse, lesquels, mutilant un seul organe de leur corps, acquièrent l'aisance pour toute leur vie. A un pauvre paysan, dit Mantegazza, qui se plaignait de n'avoir pas d'argent pour boire, on disait : « Va chez Seimenow ou chez Nasarow (deux Skopsis), fais-toi châtrer et tu auras de l'argent tant que tu voudras. »

Ne trouvons-nous pas dans notre société actuelle et avec nos différentes religions les mêmes procédés. Qui de nous ne connaît ou n'a peut-être subi les influences et les tentatives d'un ministre d'un culte quelconque voulant faire plus ou moins de prosélytes ? Les manœuvres ne sont-elles pas identiques et n'ont-elles pas toujours pour base, la flatterie d'abord comme moyen de séduction première, puis la sécurité pour l'avenir. Les religions sont multiples, les procédés de leurs ministres pour assurer le recrutement sont toujours identiques. Ils se basent d'ailleurs sur la faiblesse humaine.

Les Skopsis existent donc et dans la statistique de Stein (loco citato) on comptait, en 1866, 5444 Skopsis russes, tant hommes que femmes. La majorité était formée de Grecs orthodoxes (5024) ; on ne comptait que 8 catholiques.

Devant un tel état de choses, la Russie multiplia les moyens de répression et grâce à la Sibérie, est arrivée à l'heure actuelle à se débarrasser presque complètement de cette secte ; ce qui n'empêche que, d'après des renseignements précis que nous avons pu nous procurer, il en existe encore actuellement beaucoup dans le midi de la Russie. Ceux qui ont émigré se sont réfugiés en Roumanie où ils ont bientôt fait de nombreux prosélytes. En 1872, en effet, on constatait dans cette région 16,098 Skopsis.

La mutilation sexuelle dans toute son intégralité ne saurait, au point de vue religieux, trouver un type plus parfait que celui des

Skopsis. C'est à dessein que nous avons insisté sur ce type, car dans la série anthropologique, et pour notre étude spéciale, il nous paraît réaliser la perfection même.

En effet, chez les Skopsis, l'idée religieuse domine toujours et la mutilation n'en est que la conséquence ; mais, si chez eux le type primitif est pur et pour rester religieux demeure en dehors de toute autre conception, il n'en est pas moins vrai que dans d'autres régions on retrouve cette idée plus ou moins altérée par l'interposition d'autres principes assez éloignés de l'idée religieuse. Il s'agit alors de mutilations sexuelles d'ordre purement pratique et en général en relation directe avec l'évolution sociale de la région où elles ont pris naissance.

C'est ainsi que Mantegazza nous apprend que les Australiens, pour éviter la fécondation, étaient arrivés à produire chez eux un hypospadias artificiel.

Edw. J. Eyre (1), cité par le même auteur, nous dit que les indigènes de la presqu'île de Port Lincoln, non seulement n'étaient pas circoncis, mais subissaient une opération qu'il décrit ainsi : « *Finditur usque ad urethram a parte infera penis.* » Cette mutilation barbare avait pour but certainement de limiter la population dans un pays déjà assez aride et stérile par lui-même. Malthus avait donc déjà des précurseurs, plus énergiques même dans leurs principes que ceux qu'il vint formuler plus tard (2). Cette mutilation pratique était assez suivie dans toute l'Australie si l'on s'en rapporte aux récits de Schurmann, de Gason, de Micklucho-Maclay.

Ce dernier auteur précise même davantage les faits et nous apprend (3) que dans ces peuplades cette opération n'était guère pratiquée que chez les hommes faibles, tandis que ceux qui étaient vigoureux restaient intacts en vue de conserver la race. Les mutilations sexuelles des Australiens du premier âge n'ont certainement pas eu pour but une restriction à la vitalité, mais à coup sûr un essai d'amélioration de la race. Les dernières observations de Micklucho-Maclay nous fortifient dans notre opinion.

Pour être complet, nous devons ajouter que les hommes n'étaient pas seuls soumis à ces mutilations et que Rotsch a vu de nombreuses femmes australiennes ayant subi l'ovariotomie pour ne pas procréer.

A notre époque et avec nos données sociales ces principes peuvent nous paraître étranges au premier abord. Mais, en les envisageant de plus près et avec un peu moins de partialité, pouvons-nous trouver au fond des mœurs régnantes un changement si profond ? Pour excuser les principes des Australiens primitifs, il faut se sou-

---

(1) *Journal of Exp. of Discov. into Central Australia*, vol. I, 1845, p. 212.
(2) Malthus. Essai sur le principe de population. Londres, 1798.
(3) Miklucho-Maclay. *Zeitschrift für Ethnol.*, Berlin, 1880, p. 85.

venir du milieu dans lequel ces êtres évoluaient. La terre était inculte, le sol aride et assez dur déjà pour son habitant. Les bouches nouvelles pouvant être inutiles, étaient à redouter. De là à l'idée d'éviter ces bouches il n'y avait qu'un pas à franchir, bien vite franchi sous le masque religieux. De nos jours les choses ne se passent pas autrement. Tout au plus pourrait-on insinuer que l'idée utilitaire a été substituée à l'idée religieuse. La lutte pour la vie domine aujourd'hui la procréation et le principe en est d'autant mieux compris qu'il est envisagé dans les classes dites dirigeantes. Dans les basses classes, la sensualité, ou mieux, il faut bien le dire, la seule jouissance permise à bon marché, conduit à la famille et aux multiples rejetons. Dans les hautes classes, au contraire, le calcul de l'avenir domine et porte une sévère restriction à la reproduction de l'espèce. Pour arriver au but froidement calculé et prévu, les moyens sont, ou malheureusement naturels du fait de l'épuisement prématuré de l'un des générateurs ; ou le plus souvent du consentement mutuel aboutissant à des manœuvres répugnantes et infâmes bien caractérisées déjà sous le nom d'*onanisme conjugal*. Mais si le but est atteint, il est aussi le plus souvent dépassé, car avec l'exclusion de la procréation, il conduit fréquemment les procréateurs au nervosisme, à l'hystérie ou à l'aliénation mentale.

Point n'est alors besoin de mutilations génitales, l'idée religieuse étant elle-même absente.

Cependant, pour rester dans le cadre même de notre sujet, ne pouvons-nous pas considérer comme une mutilation génitale la chasteté obligatoire imposée aux ministres du culte catholique ? L'idée des premiers âges s'est purifiée, s'est épurée en quelque sorte ; elle a été d'autant plus méritoire, comme sacrifice à la divinité, qu'il n'y avait pas de mutilation. La conservation intégrale des organes de la génération laissait libre cours à l'usage de ces organes ; l'idée de sacrifice survenant, celui-ci devenait d'autant plus grand que, pour le mener à bonne fin, il y avait plus de luttes et de difficultés à surmonter.

A vaincre sans péril, on triomphe sans gloire,

a dit le poète. Aussi la chasteté des ministres du culte catholique romain forme-t-elle en quelque sorte la base même de la supériorité morale et religieuse de ces ministres.

D'autre part, on pourrait objecter que la chasteté obligatoire imposée aux ministres du culte catholique si elle a eu pour principe religieux l'idée de sacrifice, peut également avoir eu, en réalité, un autre but. En imposant, en effet, la chasteté aux ministres de l'Église Romaine, les législateurs sacrés ont dû y être conduits par la pensée d'éviter aux membres du clergé toutes préoccupations pouvant les écarter ou seulement les distraire du seul objectif des choses religieuses. La chasteté réelle entraînant l'absence de toute famille créée, laisse à celui qui la pratique d'une façon rigoureuse toute la puissance et toutes les forces vives de la nature concentrées vers l'unique but qu'il s'est proposé volontairement. Libre donc de tout lien, de tout devoir créé par les fonctions génitales, il peut d'autant mieux se consacrer au triomphe de ses idées — ou du moins de celles qu'il a résolu de défendre et de faire triompher.

Le principe de sacrifice religieux n'en persiste pas moins dans toute son intégralité, mais il peut être doublé d'un principe utile à la cause.

A l'heure actuelle comme aux époques envisagées plus haut, l'homme est resté le même, mais il a évolué et s'est accommodé à son nouveau milieu. Après la période des mutilations sanglantes est venue celle de la mutilation idéale, non sanglante. Toutes deux ont eu pour but d'élever certains hommes au-dessus de leurs congénères par le sacrifice volontaire qu'ils offraient d'une partie d'eux-mêmes à la divinité. Pour dissemblables que puissent paraître ces processus, le principe n'en reste pas moins le même aux différentes époques anthropologiques ; il s'est simplement transformé.

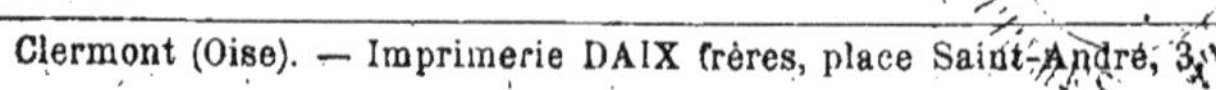

Clermont (Oise). — Imprimerie DAIX frères, place Saint-André, 3.

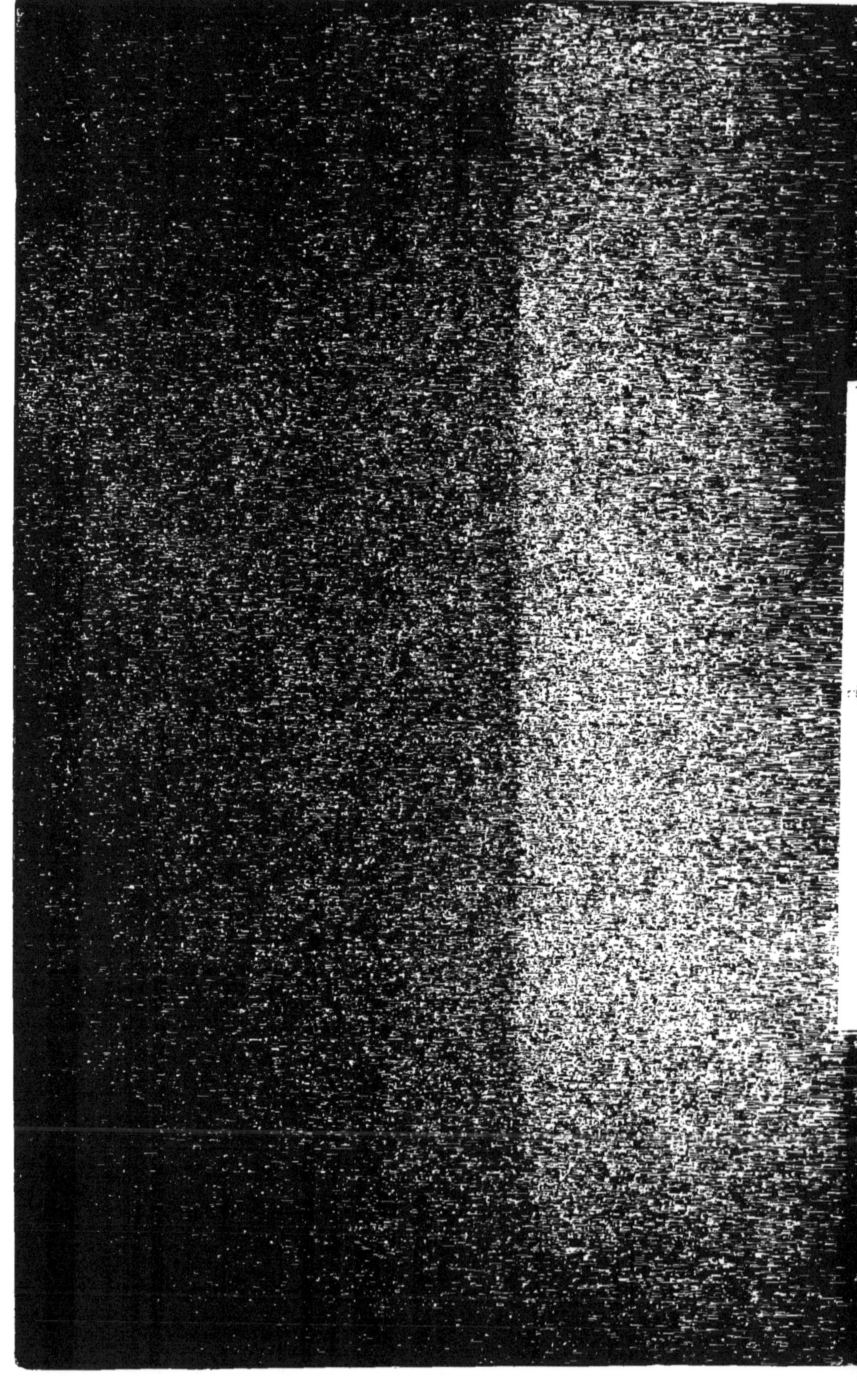

www.ingramcontent.com/pod-product-compliance
Ingram Content Group UK Ltd.
Pitfield, Milton Keynes, MK11 3LW, UK
UKHW012131240726
13965UKWH00005B/2108

9 782011 760180